Franz - Josef Neffe

Sanfte Hilfe für den Rücken

durch ein neues Daumendrücken

DORN-Therapie zum Kennenlernen für alle
Verse - Einführung - Anleitung - Bilder

herausgegeben im Deutschen Coué-Institut

Neffe, Franz-Josef:
Sanfte Hilfe für den Rücken
durch ein neues Daumendrücken.
Die Dorn-Therapie zum Kennenlernen für alle
Verse - Einführung - Anleitung - Bilder,
herausgegeben im Deutschen Coué-Institut

1. Auflage Oktober 1998
2. Auflage Dezember 1998

Pfaffenhofen an der Roth
Neffe Verlag für Könnenschaft
ISBN : 3 - 925 419 - 25 - X

Neffe Verlag für Könnenschaft
D-89284 Pfaffenhofen a.d.Roth
Beuren, Webergasse 10
T + F : 07302 - 5580

Dieter Dorn
und all denen gewidmet,
die nicht müde werden,
sich einzufühlen

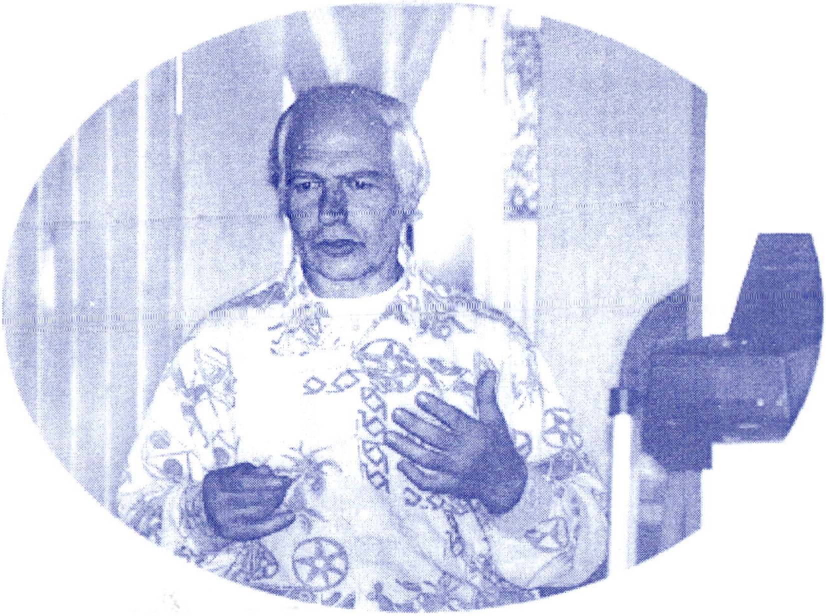

Dieter Dorn im Juli 1998

1. Der Fall Dorn

Es lebt im schönen Schwabenland
ein Bäuerlein und Musikant
und Sägewerksinhaber,
der kriegt, wie das so kommen muß,
ganz plötzlich einen Hexenschuß
und denkt sich: „Aber, aber!“

Er wollte einen Baum anheben,
doch das ging leider voll daneben,
jetzt kommt er nicht mehr hoch!
So schleppt er sich mit viel Bemüh´n
ins Wohnzimmer zum Sofa hin
und denkt: „Das fehlt grad noch!“

Er hofft: „Es wird schon wieder werden!“,
doch leider bleiben die Beschwerden
und er liegt weiter da: schachmatt,
bis er sich langsam auf der Seiten
läßt runter auf den Boden gleiten,
damit er eine Basis hat.

Zäh und verbissen, stöhnend leise,
schiebt er sich millimeterweise
nach oben und er steht zuletzt
nun da, dem lieben Herrgott dankend,
krumm, wackelig und schmerzhaft schwankend,
und fragt als nächstes sich: „Was jetzt?“

Vor 20 Jahren, unbedacht,
hat er am Stammtisch oft gelacht
wohl über einen alten Mann.
An den muß er jetzt heftig denken,
denn der versteht es, einzurenken.
Er weiß: das ist´s, was helfen kann!

So schleppt er sich in dessen Hütte
und hat dort nur die eine Bitte,
daß ihm vielleicht zu helfen sei.
Der alte Bauer lacht verschmitzt.
Mit einem Griff, der richtig sitzt,
bekommt er ihn beschwerdefrei.

Er brauchte nur für das Gelingen
dabei mit einem Bein zu schwingen,
dieweil der Alte hinten drückte.
Da fragte ihn doch der Patient,
ob man so etwas lernen könnt,
verblüfft, weil es so einfach glückte.

„Das brauchst Du nicht", kam´s von dem Alten,
„Du kannst es schon und wirst es walten."
Der junge Mann war höchst verworr´n.
Er konnte sofort, ohne Ruh´n,
wieder die schwere Arbeit tun!
Er hieß mit Namen Dieter Dorn.

Ja, manchmal zeigt der Weltenlenker
durch einen alten Knochenrenker,
worauf es ankommt in dem Leben.
Wenn einer auch Millionen hätte
und wüßt´ vor Schmerz nicht, was er täte,
was würd´ der für Gesundheit geben?

2. Die ersten beiden Patienten

Die Sache ließ Dorn keinen Frieden,
er fragt sich immer öfter, wie denn
so etwas wohl zu machen geht,
und beim Betrachten seiner Gattin
und ihres Kopfs merkt er, er hat ihn
ihr jahrelang schon nicht verdreht.

Frau Dorn wär schon seit 20 Jahren
vor Kopfschmerz aus der Haut gefahren,
wenn das nur möglich wäre.
Bislang war aller Ärzte Kunst
in ihrem Falle schlicht umsunst
und ging total ins Leere.

Auf einem Röntgenbild direkt
hatt´ ein Professor was entdeckt:
zu lange Dornfortsätze!
Die hätt´ er gerne abgemeißelt
und so den Plagegeist gegeißelt,
das wäre eine Hetze!

Es hebt !

Dann war da noch ein Bauersmann,
der kam schon immer humpelnd an,
solange Dorn ihn kannte,
dem hat er auch das Bein ganz sacht,
wie er es sagte, „reingemacht“,
sodaß er richtig rannte.

Drei Wochen später, wie´s so ist,
fiel der Geheilte vom Gerüst
aus sieben Metern Höhe.
Da meinte Dorn mit leichtem Bangen:
„Es ist wohl wieder rausgegangen!
Das hält doch nicht, o wehe!“

So ein Gelenk, das viele Jahr
verbraucht und abgenutzt schon war,
das hält doch nie im Leben!
Doch ließ, obwohl all dies geschehn,
der Mann bei Dorn sich nicht mehr sehn.
Was soll man darauf geben?

Ein Vierteljahr mußte vergehen,
da ließ er sich erst wieder sehen.
Dorn wollt´ natürlich wissen:
Wie hat der Mann das überstanden?,
Ging das Gelenk nicht ganz zuschanden?,
Wie geht es seinen Füßen?

Da schiebt mit seiner Hand der Mann
das Hosenbein ein Stück hinan
und zeigt Dorn eine Narbe,
die, säuberlich vom Arzt genäht,
gut 40 Zentimeter geht
in blutigroter Farbe.

Ansonsten aber ist das Bein
gerade wie es sollte sein,
es läuft sich wie geschmiert.
Und Dorn, der denkt bei sich: „Schau her!
Was da nicht alles möglich wär,
wenn man es nur probiert!"

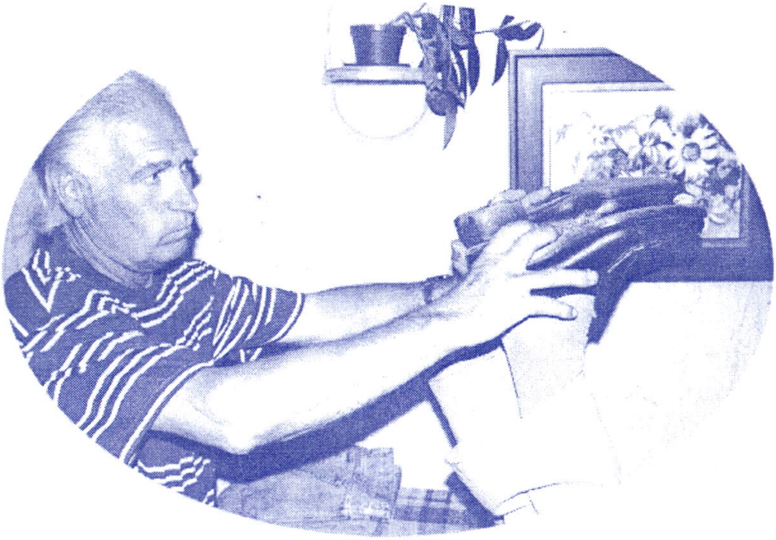

So mißt man Beinlängendifferenzen. Viel zu viele Menschen laufen mit einem „längeren" Bein herum, bis sie ein neues Hüftgelenk bekommen und auch dann noch. Die Unterlage beim kürzer erscheinenden Fuß ist nur eine Scheinlösung. Zur tatsächlichen Problemlösung wird mit einem einfachen Griff, den jeder sofort lernen kann, das subluxierte (Hüft)gelenk des „längeren" Fußes richtiggestellt.

Beinlängendifferenzen

Zu den größten Hochgenüssen,
die da auf der Erde sein
und die ich nicht möchte missen,
zählt das etwas kürz're Bein.

Selten wirst Du jemand treffen,
dessen Beine gleich lang sind,
und das gilt für Tanten, Neffen,
Opas und das Enkelkind.

Wurstverkäufer und Minister,
Rübezahl und Hänschenklein,
die Königin sowie der Priester,
fast jeder hat ein kürz'res Bein.

Es sieht so aus, als wenn es eben
etwas zurückgeblieben wär;
das läng're Bein will vorwärts streben,
das kürzere hinkt hinterher.

Das längere ist zu sensibel,
es nimmt nicht selten alles krumm,
entzündet sich und schmerzt - oh Übel! -
das ist doch in der Tat zu dumm!

Man geht damit zum Orthopäden,
der schaut sich die Geschichte an
und macht alsbald mit Dir auf jeden
Fall alles, was er machen kann.

Für´s Schmerzen kriegst Du eine Schmiere,
er mißt die Beine ganz korrekt
und unters kürz´re wird dafüre
ne Einlegsohle rein gelegt.

Du stehst, einseitig hochgestapelt,
jetzt wieder grade auf der Welt,
doch wenn es nur ein bißchen rappelt,
dann merkst Du gleich, daß es nicht hält.

Die Menschen mit der Einlegsohle,
die werden das Problem nicht los.
Es kostet eine Menge Kohle
und wird erst größer und dann groß.

Warum, das werden wir noch sehen.
Hochstapelei ist stets Betrug.
Die Lösung muß ganz anders gehen,
doch soweit erst einmal genug!

Es ist noch gar nicht lange her,
da sägte man ganz einfach aus
dem längern Bein die Kreuz, die Quer,
paar Zentimeter Knochen raus.

Das machte man, weil in den Jahren
der Fortschritt und die Medizin
mal grade eben „soweit" waren,
will heißen: das war damals „in".

Die kurzgesägten langen Beine
war'n manchmal schon nach kurzer Zeit
zu kurz dann, gerade um die eine
herausgesägte Kleinigkeit.

Wie konnt' das „Wunder" nur geschehen?
Die Wissenschaft war ganz konfus.
Es kommt - das werden wir noch sehen -
stets grad so, wie es kommen muß.

Das kurze Bein macht Gottseidank
oft gar keine Beschwerden;
das läng're Bein ist immer krank,
ihm muß geholfen werden!

Subluxation heißt jedenfalls
das Leiden, man muß eben
dabei den Oberschenkelhals
ins Hüftgelenk reinheben.

Wie die Geschichte funktioniert,
davon will ich berichten,
ich hab es oft schon ausprobiert
und kann auch davon dichten.

So manche Frau und mancher Mann
sind eben grad deswegen,
daß ich es Ihnen zeigen kann,
zu Füßen mir gelegen.

Wir haben oft dabei gelacht
und hatten viel Vergnügen,
weil es ganz einfach Freude macht,
mit was nicht schief zu liegen.

Hannover

Es war im Frühling in Hannover
in einem Ministerium,
ich kam von Süddeutschland grad over
und fuhr mit meinen Stühlen rum.

Das sind so Stühle, welche schwingen,
solange man darinnen sitzt,
und was dann auch vor allen Dingen
der ganzen Wirbelsäule nützt.

Beim Schwingen wird die Druckverteilung
vom Gleichgewichtssinn reguliert,
was ganz ohne Gebrauchsanleitung
von selbst zu guter Haltung führt.

Das Sitzen wird nicht mehr zur Plage,
es ist vielmehr als wenn man schwebt,
und selbst nach Stunden, wenn ich´s sage,
fühlt man sich noch wie neu belebt.

Der Einkaufschef vom Herrn Minister
sitzt auf dem Stuhl, mir gegenüber.
An seiner Schulter, seh´ ich, ist er
etwas zu hoch. Was wär mir lieber?

„Ihr rechtes Bein ist was zu lang,
ich zeig es Ihnen auch, weswegen.
Sie müssen sich nur auf ´ne Bank
oder gleich auf den Boden legen.“

Der nette Herr ist leicht verblüfft
und legt sich auf den Rücken,
ich heb die Beine wie ein Lift
und sehe voll Entzücken:

Die rechte Sohle überragt
um zwei, drei Zentimeter
die linke und der Herr, der sagt
dazu bloß: „Donnerwetter!“

Die Hand schnell seitlich angelegt
und kräftig hergezogen,
dabei das Bein geradgestreckt,
das wirkt, ganz ungelogen.

Ich heb die Beine wieder hoch
und halte sie empor.
O Schreck, jetzt ist das rechte noch
viel länger als zuvor!

Daneben sitzt der Ingenieur
für Arbeitssicherheiten
und lacht, es scheint ihm immer mehr
Vergnügen zu bereiten.

Ich nehm das ministeriale
Abteilungsdirektorenbein
und schieb es selbst in die normale,
korrekte Position hinein.

Noch einmal heb ich beide Beine,
jetzt sind die Sohlen parallel.
Geht´s manchmal nicht ganz von alleine,
so hilft man nach, dann geht es schnell.

Vier Stunden sitzen wir zusammen,
man lädt mich auch zum Essen ein,
da sag ich mir: „In Gottes Namen,
was könnte angenehmer sein?"

Zum Abschied sag ich: „Nicht vergessen:
Zumindest vor dem Schlafengeh´n
nochmal Reinheben ohne Messen,
dann wird das Bein auch wieder schön!"

Was gibt es Schöneres auf Erden
als netten Leuten hilfreich sein?
Und was hilft dann beim Hilfreichwerden
wohl besser als ein läng´res Bein?

Die schräge Tante

Meiner Freundin ihre Tante
ist von kleinauf schief gewachsen,
und das liegt, wie man erkannte,
ganz allein an ihren Haxen.

Ein Bein ist zu kurz geblieben
und das andre ist zu lang,
das gibt hüben so wie drüben
einen etwas schrägen Gang.

Und die Kleider in die Quere
hängen schräge, doch geschickt
ist die Tante mit der Schere
dem Problem zu Leib gerückt.

Bei den Röcken, Mänteln, Kleidern
hat sie schräg genäht den Saum.
Ja, die Tante, die kann schneidern!
Daß sie schief ist, sieht man kaum.

Dummerweis ward ihre Nichte
vor ´ner Zeit mit mir bekannt,
ich erzählt´ ihr die Geschichte
wie das läng´re Bein verschwand.

Und die Nichte ging zur Tante
und sprach: „Leg Dich einmal hin!“
Am Oberschenkel, Außenkante,
mußt die Tante einwärts zieh´n.

Und als das Bein geradgestreckt,
war´n beide Füß´ egal.
Die Tante hat es auch entdeckt
und sagt: „Verflixt nochmal!“

Jetzt ist der Rocksaum wieder schief
auf ihre alten Tage,
bloß wegen einem Hebelgriff!
Das Leben ist ´ne Plage.

Drum gebt auf Eure Nichten acht,
Ihr Tanten dieser Welt,
damit, was Ihr mit Kleidern macht,
auch bis zum Ende hält!

Und wenn Ihr auf der graden Bahn
gegangen seid stets schief,
laßt an Euch keine Nichten ran
mit einem Hebelgriff !

Sonst kann es Euch geschehen, daß
die Nichte Euch kuriert
und in der Folge von dem Spaß
dann alles anders wird.

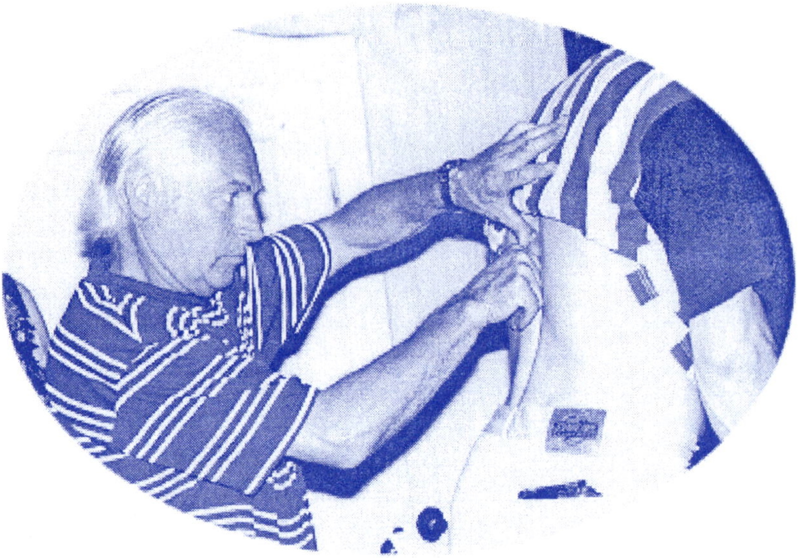

Fehlstellungen der Brustwirbel werden mit den Daumen links und rechts der Wirbelsäule erspürt. Während der Patient mit beiden Armen pendelt, drückt der Therapeut den Wirbel mit dem Daumen in die richtige Position zurück. Einer der großen Vorteile dieser Methode ist, daß auf diese Weise die Bänder nicht gedehnt werden. Darum könnte man die Wirbelkorrektur oft wiederholen, aber das ist meist gar nicht nötig, denn wenn die Bänder nicht gedehnt werden, hält es auch besser.

Die Hüftgelenksprothese

Ich hab einen Meßcomputer,
der mir unter anderm zeigt,
wenn die Beine Sorgen machen
und der Mensch sich seitwärts neigt.

Der Proband sitzt auf dem Stuhle,
welcher schwingend aufgehängt.
Eine Sonde, paar Module,
ein Programm, das es empfängt.

Und schon ist es abzusehen,
daß die Statik gar nicht stimmt.
Da ist es gut, soll was geschehen,
wenn man´s gleich in die Hände nimmt.

Da saß ´ne nette Frau, die Rese,
der war das rechte Bein zu lang.
Sie hatte schon ´ne Hüftprothese
und war dabei noch immer krank.

Zu lang war dieses Bein schon immer,
nach Jahren war es dann kaputt.
Jetzt ist es operiert und schlimmer
kann´s nicht mehr werden, das ist gut!

Von Hüftgelenkprothesen hatte
ich damals keinen blassen Dunst,
ich glaubte an die akkurate
und unfehlbare Ärztekunst.

Es war zu lang, trotz der Prothese!
Wozu war dieses Ding dann gut?
Ich frag mich, wer der guten Rese
und auch warum er sowas tut?

Was nutzen die Operationen,
wenn das Gelumpe dann nicht hält?
Die Sache scheint sich nur zu lohnen
für den, der dadurch kommt zu Geld.

Ich dachte, künstliche Gelenker
wär´n unverrutschbar wie ein Haus,
dabei rutscht man beim kleinsten Schwenker
aus ihnen grad so leicht heraus!

Ach, Rose, hättest Du vor Jahren
nur seitlich an den Po gegriffen,
Du hätt´st den Medizinbarbaren
längst was gehustet und gepfiffen!

Auch bei der Hüftgelenkprothese
hilft das bewährte „Herzieh´n - Strecken“,
dann wird Dein Bein, o liebe Rese,
gleich an der rechten Stelle stecken.

Was ich hier schrieb und eben lese,
ist von Bedeutung, man kann´s sehn.
Das machten nur die Beine von der Rese,
und grade das find ich besonders schön.

Wettlauf mit dem Leben

Ich ging am Sonntagnachmittag
so durch die Wertachauen,
da kam ein alter Herr gerannt,
ich mußte zweimal schauen.

Er humpelte von Ferne schon
als würde ihn was reißen,
er schien mit jedem Schritt davon
und vorwärts sich zu schmeißen.

Daneben hatte seine Frau
zu tun um Schritt zu halten,
es schien als bräch´ er durch ´nen Stau
und müßt sich voll entfalten

So rasten sie in vollem Schwung
an meinem Platz vorüber,
ich war platt vor Verwunderung
wie ´n alter Rechenschieber.

Sie liefen noch ein gutes Stück,
die Frau mit ihrem Mann,
dann kamen sie jedoch zurück
und nun sprach ich sie an.

Er hatte einen Herzinfarkt
und war rechts schon halb lahm,
das war´s, weshalb er gar so stark
die Beine in die Hände nahm.

Er stampfte sich ins Leben rein,
weil er ganz einfach mußte,
mit einem viel zu langen Bein,
weil er´s nicht anders wußte.

Er war bei vielen Ärzten schon,
die Tochter, die war Kranken-
gymnastin und wußt´ nichts davon,
was hilft, da tät´ ich danken.

Wie leicht ist doch ein läng´res Bein
mit einem Griff zu kürzen,
mit Freude und Humor darein,
das sind des Lebens Würzen !

Wie richtet doch der Mensch sich auf,
wenn wir sein Herz erfreuen
und ihm in seinen Lebenslauf
Worte der Liebe streuen !

Wie atmet doch der Mensch so frei,
wenn wir in ihm erkennen,
was seine wahre Größe sei,
und wenn wir es benennen !

Es kommt das Leben und das Glück,
das wir den andern schenken,
im Überfluß zu uns zurück
viel schneller als wir denken.

Ein halbes Jahr und eine halbe Stunde

Im Januar mit höchster Pein
in Kopf und Brust und Bauch und Bein
im Sanka rein ins Krankenhaus,
drei Wochen später wieder raus.

´ne Woche später wieder rein
mit Schmerzen und mit Übelsein
drei Wochen lang an einem Stück
und wiederum nach Haus zurück.

Nach ein paar Tagen wiederum
ins Krankenhaus und Klinikum
mit Magenspiegelung und später
zu diesem noch mit Herzkatheder

und Untersuchung hin und her
und rundherum und kreuz und quer
und alles ohne ein Ergebnis -
welch ein Erlebnis!

Erneut zu Haus. Nach ein paar Tagen
ins Krankenhaus mit Krankenwagen.
Nach zwei, drei Wochen Prozedur
dann, wie gewohnt, nach Haus retour.

Die Reha-Kur ist schon besprochen,
auch sie beginnt nach zwei, drei Wochen
und ist drei Wochen später gar.
Wenn das nicht ein Erlebnis war!

´ne Woche später: all´s beim alten.
Herzschmerzen, kaum noch auszuhalten,
und Druck, stark auf der linken Brust;
im Keller ist die Lebenslust.

Ein ganzes halbes Jahr ist rum
mit Krankenhaus und Klinikum,
mit Klinikum und Krankenhaus -
krank dort und krank wieder zu Haus.

Statt „Alles-noch-einmal-von-vorn“
Behandlung nach „Methode Dorn“.
Verspannten Rücken weichmassiert
und Brustwirbel dann korrigiert:

Nummer zwei und Nummer drei -
Herz- und Brustschmerz sind vorbei -
und die Nummer sechs dazu,
dann hat auch der Magen Ruh´.

Lendenwirbel eins, zwei, drei
macht den Bauch beschwerdefrei.
Für die Füße und das Bein
schiebt man Nummer fünf hinein.

Und schon funktioniert der ganze
Mensch und strahlt in neuem Glanze.
Nerven sind nicht mehr geklemmt,
Vitalfunktionen nicht gehemmt.

Energie fließt wunderbar
wo schon gar keine mehr war.
Du spürst, wie sich die Schultern heben.
Wer möchte sowas nicht erleben ?

Zu d e r Behandlung braucht´s im Grunde
grad eine gute halbe Stunde,
gegeb´nenfalls nochmal von vorn.
So wirket die Methode Dorn.

Das halbe Jahr hat ungeniert
die Krankenkasse finanziert,
die halbe Stunde - wie Gott lenkt -
hab ich der Mutter jüngst geschenkt.

Natürlich, das Geschenk kam spät,
doch wußt´ ich vorher nicht, wie´s geht.
Drum ist die Lehre, die ich zieh:
Lernt Dorns Methode möglichst früh!

Was dazu gehört

Ein „goldenes Händchen",
ein goldenes Herz
und Liebe ein Quäntchen,
ein heiterer Scherz,

ein Daumen zum Drücken
und etwas Gespür,
dann wird es schon glücken,
das sage ich dir.

Zum Lächeln zwei Augen,
zum Zeigen die Händ',
die Arme und Beine
schwingt dann der Patient

und dreht seinen Kopf,
wenn du drückst, her und hin,
und auf geht der Knopf
und der Wirbel ist drin.

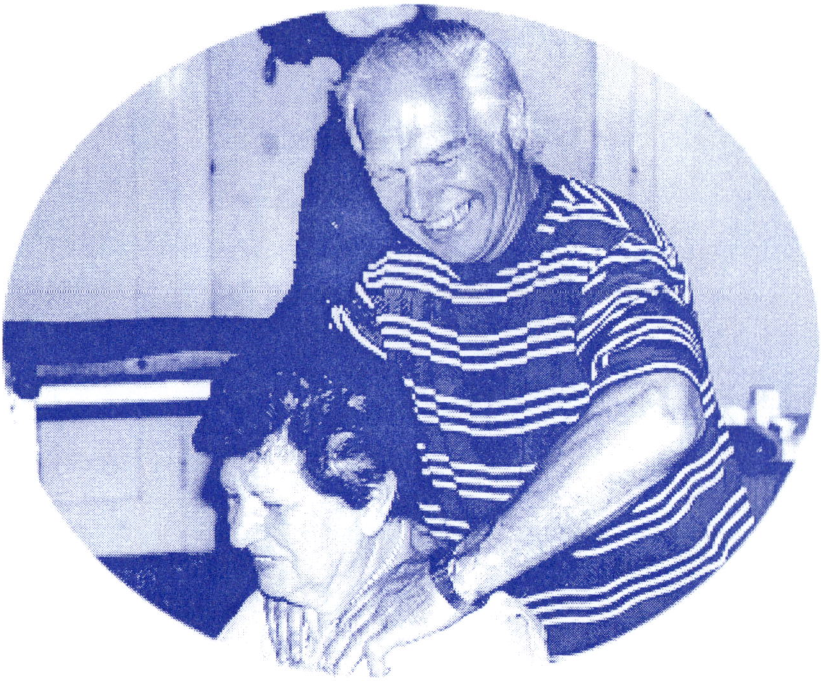

Fehlstellungen der Halswirbelsäule können u.a. Augen-, Ohren-, Kopf-, Halsprobleme nach sich ziehen, die sich nach Korrektur der Wirbel auflösen. Während der Therapeut auf den betreffenden Wirbel drückt, macht der Patient Linksrechts-Bewegungen mit dem Kopf, bis der Wirbel in seine korrekte Position zurückgleitet.Das ist im Vergleich zur üblichen Chiropraktik unproblematisch und wenigstens genauso effektiv.

Ein Abend bei Dieter Dorn

Wenn die andern von den Sachen,
die sie an dem Tage tun,
abends Feierabend machen,
um sich gütlich auszuruh´n,

geht in Lautrach in der Küche
von dem guten Bauern Dorn
gleich die Arbeit, ohne Sprüche,
nochmal los und zwar von vorn.

Jeden Abend in der Wochen
Sommers wie zur Winterszeit
mit Beschwerden in den Knochen
kommen Leut´ von nah und weit.

Dorn besitzt ein gold´nes Händchen,
mit dem er die Fehler spürt
und die Wirbel und Gelenke
auf der Stelle korrigiert.

Seine Kunst hat er dem Leben
ganz bescheiden abgespürt,
auch um weiter sie zu geben,
daß allen geholfen wird.

Der Patient bei der Behandlung
lernt die „Dorn-Methode“ mit
und erlebt so seine Wandlung
als eigenen Entwicklungsschritt.

Dorn läßt ihn sich auf den Rücken
legen auf das Kanapee
und hebt ihm mit leichtem Drücken
beide Beine in die Höh'.

Eines ist zwei Zentimeter
länger, wie die Sohle zeigt,
da ist überrascht ein jeder.
Dorn steht lächelnd da und schweigt.

Und nun wollen wir mal sehen,
wie es mit den Wirbeln paßt.
Dazu darfst du endlich stehen
und dann werd´n sie abgetast´t.

Du stützt dich auf beide Hände,
schlenkerst dann mit einem Bein
und, daß deine Not sich wende,
drückt dir Dorn den Wirbel rein.

Nicht allein bei Rückenschmerzen
wirket gut die Prozedur,
auch dem Magen und dem Herzen
hilft die Wirbelkorrektur.

Selbst für Ohren, Zähne, Nase,
Finger, Zehen und das Knie,
für die Augen und die Blase
wirkt es immer irgendwie.

Hühneraugen selbst verschwinden,
wenn man Wirbel richtigstellt.
Es fließt neues Wohlbefinden
dahin, wo es bislang fehlt.

Hunderttausend Kilometer
Nerven hast du unterm Hemd,
doch das nützt nichts, das weiß jeder,
wenn ein Wirbel sie verklemmt.

Sind blockiert die Lebensbahnen,
fließt nicht mehr der Lebensfluß,
dann klappt es mit den Organen
lange nicht so, wie es muß.

Wenn der Dickdarm und der Magen
grade mal nicht funktioniert,
könnte man fast immer sagen:
Sechster Brustwirbel blockiert.

Und dann sitzt du auf dem Hocker,
schlenkerst mit den Armen fein
und der Dorn massiert dich locker
und drückt dir den Wirbel rein.

Kam 'ne nicht mehr ganz so junge
Nonne mit 'nem Mißgeschick,
denn sie brachte ihre Zunge
nicht mehr in den Mund zurück.

Und Dorn mit Vergnügen drückte
den Halswirbel Nummer zwei,
was für diesen Fall genügte,
und schon war der Spuk vorbei.

In der Spreizhose den Babies
wird geholfen auf dem Fleck
und der Arzt nach dem Ergebnis
nimmt das Spreizgerät dann weg.

Selbst mit schwerer Skoliose
richtet Dorn die Menschen auf;
hier hat er besonders große
Erfolge und er freut sich drauf.

Schiefhals wär leicht einzurichten,
doch der dreht sich aus Protest
wieder weg und bleibt mitnichten,
weil er es nicht gut sein läßt.

Manchmal sind Dorns Patienten
über neunzig Jahre alt;
sie vertrauen seinen Händen,
denn was Dorn tut, das hilft bald.

Dabei macht er´s oft nicht selber
sondern meist ein Praktikant;
die kommen aus der halben Welt her,
und auch aus Süd- und Norddeutschland.

Wenn Patienten Arme schwingen,
der Praktikant den Daumen nimmt,
dann freut sich Dorn an dem Gelingen
und prüft noch einmal, ob es stimmt.

Kleine Späßchen macht er liebend
gern und ehe du´s gedacht,
hat er mit dem Daumen schiebend
deinen Wirbel reingemacht.

Er verkleinert deine Sorgen
und er zeigt dir, was du tust,
daß du nicht schon übermorgen
wieder zu ihm kommen mußt.

Und da dir so frei gegeben,
gibst du, seiner eingedenk,
voll der Freude an dem Leben
allen weiter das Geschenk.

Einführung
und kurze Anleitung
zur Methode Dorn

Dorn-Methode - was ist das ?

„Das ist eine Kunst, die man nicht erlernen kann", hatte der Tierarzt dem 14-jährigen Dieter Dorn auf die Frage geantwortet, was er von „Laien" halte, die Tieren die Gelenke einrichten. Mit etwa 35 Jahren hatte Dorn dann „seinen Hexenschuß" und fing an, infolge der verblüffenden Wirkung der Behandlung durch den „Schloßbauern", selber Gelenke und Wirbel einzurichten. Alles was dabei zu tun war, erspürte er und dachte sich in die Situation hinein. Nach 25 Jahren Praxis an einigen zehntausend Patienten kann er sagen: „Ich mußte mich nicht ein einziges Mal korrigieren."
Dorns sanfte Korrektur von Wirbel- und Gelenkfehlstellungen unterscheidet sich ganz grundlegend von der üblichen Chiropraxis. Dort werden durch oft ruckartige Bewegungen die Bänder, die die Wirbel zusammenhalten sollen, gedehnt; man kann diese Chiropraxis nicht oft wiederholen, weil die überdehnten Bänder sonst nicht mehr halten. Irreparable Schäden wie z.B. abgerissene Nervenleitungen künden von Gefährlichkeit. Wer in Massenkursen langwierig chiropraktisch ausgebildet wurde, traut sich zumindest an die Griffe, wo er sich unsicher fühlt, nicht gerne heran. Zur Kompensation dieser Schwäche wird man in Theorie immer besser. Krankengymnasten, Physiotherapeuten und Ärzten fehlt nach

einer komplizierten, scheints zu kopflastigen Ausbildung oft der Sinn für´s Praktische und es kann passieren, daß sie nicht einmal eine Beinlängendifferenz richtig messen.
Als ich unlängst einer Krankengymnastin nach einer sensographischen Messung sagte, ihre Füße seien ungleich lang, entgegnete sie, das sei nicht möglich, die habe erst vorige Woche ihr Orthopäde gemessen und sie seien gleich lang. Ich fragte, wie der das gemacht habe, und sie zeigte mir, wie er das Maßband am Hüftgelenk angehalten und nach unten zum Fußknöchel gemessen habe. Wie kann man so messen, wie weit der Oberschenkelhals aus dem Hüftgelenk heraus ist ? Ich konnte die Dame überreden, sich auf eine der Gymnastikmatten zu legen. Als ich ihre gestreckten Beine hochhob und die Füße v-förmig auseinanderdrehte, konnte sie selbst gut sehen, daß ein Absatz den anderen um gut zwei Zentimeter überragte.
Griff an die Pobacke, langes Bein angewinkelt, mit der Hand hergezogen, während das Bein geradegestreckt wird; erneut die gestreckten Beine gehoben: jetzt waren die Schuhsohlen parallel. Die Krankengymnastin war nicht die erste, die lachen mußte, weil sie gar nicht glauben konnte, daß es so einfach geht.
Die Unterlage unter den kürzer erscheinenden Fuß ist keine Lösung sondern verschleiert nur das wirkliche Problem. Nach dem eben beschrie-

benen Griff geht der „subluxierte“ Oberschenkelhals ins Hüftgelenk zurück und damit sind die Beine gleich lang; man kann es sofort durch Beinlängenvergleich nachprüfen. Echte Beinverkürzungen sind extrem selten.
„Wenn ich vorher alles gewußt hätte, hätte ich mich vieles nicht getraut.“ Dieter Dorn wußte vor 25 Jahren nicht einmal, daß es die Querfortsätze der Halswirbel waren, als er durch Einfühlen und Richtigstellen seine Frau von über 10-jährigen Kopfschmerzen befreite. „Ich dachte, ich drükke auf die Bandscheiben. So ein Laie war ich damals“, bekennt er freimütig. Der Orthopädieprofessor hatte ihm die Röntgenaufnahme gezeigt; darauf erschienen diese Fortsätze zu lang und der Professor meinte, die müßte man abmeißeln. Heut kann Dorn eine amerikanische Studie zitieren, nach der 80 Prozent der Röntgenaufnahmen falsch gelesen werden. Damals ertastete er vorsichtig, was zu machen war.
Die Wirbelsäule richtet sich nicht nach Paragraphen und akademischen Anweisungen, sie hat ihre eigenen Gesetze. Das Erfolgsgeheimnis von Dieter Dorn, nach dessen Methode inzwischen Ärzte bis in Australien, Rußland und Amerika arbeiten, ist ganz einfach: Man muß die Gesetze der Wirbelsäule erspüren. Dabei hilft ein Medizindiplom geradesoviel wie die Bäckergesellenprüfung, nämlich nichts. Das wertet jedoch weder den Gesellenbrief noch den Medizinab-

schluß ab oder nimmt etwas von beider Nützlichkeit weg. Es bedeutet lediglich, daß, wie Dorn beim Treffen seiner Therapeuten im April 1998 sagte, „nach meinem Ermessen nur etwa zwei bis höchsten fünf Prozent der Menschen (Ärzte inbegriffen) fähig sind, diese Gefühlstherapie auszuführen.“

Es gibt zwei gute Gründe, diese Hypothese nicht zu glauben, obgleich sie wahr ist. Erstens kann man ja nur herausfinden, ob man zu diesem „erlauchten Kreis der wenigen“ gehört, wenn man probiert, wie weit man kommt. Auch Herr Dorn wußte vor 25 Jahren mitnichten, wie weit er sich in dieses Gebiet hineinprobieren würde. Zweitens läßt ja auch Dorn alle seine Patienten einen Großteil der Übungen selber machen und gibt sie ihnen als Hausaufgabe auf. Seine Skoliosepatienten, mit denen er die größten Erfolge erlebt, machen sie sogar dreimal täglich. So wichtig erachtet er selbst diese Hausübungen, daß er rät, nicht mehr zu Therapeuten zu gehen, die den Patienten nicht auf diese wichtige Hilfe hinweisen.

Halten wir uns nur einmal vor Augen, wieviele Hüftgelenke zuschanden gehen und durch künstliche ersetzt werden, nur weil wir nicht wissen, wie einfach die Hüftgelenkssubluxation mit einem Griff behoben werden und das fehlbelastete Gelenk sich danach wieder erholen und regenerieren kann. Dieses wichtige Element der

Dorn-Behandlung kann wirklich jeder sofort lernen. Darüber zu erfahren wäre echte Biologie (= Kunde vom Leben).
Die Wirbelsäule ist nicht nur die wichtigste Stütze des Körpers. Von ganz besondererer praktischer Bedeutung ist sie, weil sie das Rückenmark fest schützend umgibt. Von diesem Rückenmark aus werden unsere Organfunktionen, ja die Funktion jeder Zelle des gesamten Körpers, gesteuert und zwar über Nervenleitungen, die zwischen den Wirbeln austreten und zu ihrem jeweiligen Organ hinführen. Diese Nervenleitungen sind wie Stromleitungen zu einer Lampe. Wenn man sie abklemmt, wird das Licht immer schwächer, bis es ausgeht. Wenn nun ein oder mehrere Wirbel - und das kommt gar nicht selten vor - schiefstehen, klemmen sie mit ebensolchem Erfolg die Nervenleitung ein und das zugehörige Organ wird in seiner Funktion mehr oder weniger stark beeinträchtigt. Die Wirkung der Wirbelsäulentherapie ist also mitnichten auf Probleme an der Wirbelsäule beschränkt. Die Praxis zeigt vielmehr, wie nützlich sie bei Beschwerden aller Art sein kann.
In der chinesischen Medizin mit ihrer Meridianlehre z. B. war das über die Jahrtausende ganz selbstverständlich. Dieter Dorn gibt ein praktisches Beispiel von einem Mann, der seit langem mit Knieproblemen - erfolglos - medizinisch behandelt ward. Dorn kennt die Zusammenhänge -

der Blasenmeridian verläuft neben der Wirbelsäule - und rät nach der Wirbelkorrektur dem Herrn eindringlich, seine Blase untersuchen zu lassen. Der Mann meint, mit der Blase habe er keinerlei Probleme, er könne problemlos Wasser lassen. Er geht zur Untersuchung und stirbt zwei Monate später an Blasenkrebs.

Es gibt keinen Muskel und keine Nervenleitung als Verbindung zwischen Knie und Blase (und 3.Lendenwirbel), die einzige - physikalisch nicht meßbare - Verbindung ist der Blasenmeridian, eine dieser Energiebahnen, auf der die Akupunkturpunkte liegen. Dorn weiß aus seiner Praxis, daß die Akupunktur nach der Dorn-Behandlung stärker wirkt.

Dorn korrigierte Fehlstellungen an der Wirbelsäule, dann kamen die Nachbarn des Patienten und wollten auch die Hühneraugen oder den Fersensporn weggemacht haben. Anfangs konnte er nur sagen: „Das kann ich nicht“, aber die Leute blieben hartnäckig, schließlich war es ja bei der Nachbarin auch gegangen. Die Zusammenhänge wurden immer deutlicher und interessanter. So kann z.B. ein Halswirbel schief stehen, wenn die Zehe schmerzt. Selbst Krebsleiden sind nicht ohne Zusammenhang zur Wirbelsäule; man kann sich vorstellen, wie wichtig gerade in diesem Falle die Beseitigung jeglicher Blockaden des Energieflusses ist. Nach 10 Jahren Praxis versorgte der Orthopäde Dr. Thomas

Hansen Dorn mit umfangreichem med. Wissen. Gut, daß wir in der Dorn-Methode ein einfaches, ungefährliches, sehr effektives, von allen praktizierbares Hilfsmittel haben für Rückenprobleme und alle Probleme, die - viel, viel öfter als wir glauben - mit der Wirbelsäule und der (Fehl-) Stellung der Gelenke zusammenhängen.
Die Dorn-Methode ist mehr als ein Gedicht. Ich habe extra in humorvollen Versen über Dieter Dorn berichtet, weil dieser Mensch mit seinem echten, herzerfrischenden Humor die geistigen Verspannungen zu lockern versteht. Auch der Geist wird hart durch Über*säuer*ung und wenn wir´s (anderen und uns) ver*salz*en. Der Körper wird flexibel durch Flüssigkeit (trinken), der Geist durch Humor; „humores“ heißen lateinisch die Lebenssäfte. Ideal wäre, die Balance zu halten.
Wenn wir auf der einen Seite zu hart sind, so sind wir auf der anderen zu weich, das ist nicht bloß bei den Muskeln der Wirbelsäule so. Was hart ist, sollst du drücken (nicht noch mehr dehnen, sonst verhärtet es noch mehr!); was weich ist, sollst du strecken. Die Heilung der schwammigen Muskulatur wird begünstigt durch das Lösen der Wirbelblockaden, die die Nerven zu Nieren und Blase betreffen. Beidseitige Belastung schafft Ausgleich, daran sollten ggf. Rechts- und auch Linkshänder denken. Nicht nur immer wie gewohnt weiterwursteln! Umgewöhnen! Es vergrößert schlicht das Problem, wenn man sich auf die

Forcierung einer Seite *versteift.* Unsere Sprache sagt es ja, wir brauchen uns nur zuzuhören. Wer mit der „starken“ Seite immer mehr arbeitet und die schwache vernachlässigt und verdrängt, wer seine bewußten Anstrengungen verdoppelt statt sich zum Ausgleich endlich einmal um sein Unbewußtes zu kümmern, der ist wie ein Läufer, der sich unter ein Bein eine Stelze schnallt, um den Wettlauf zu gewinnen.

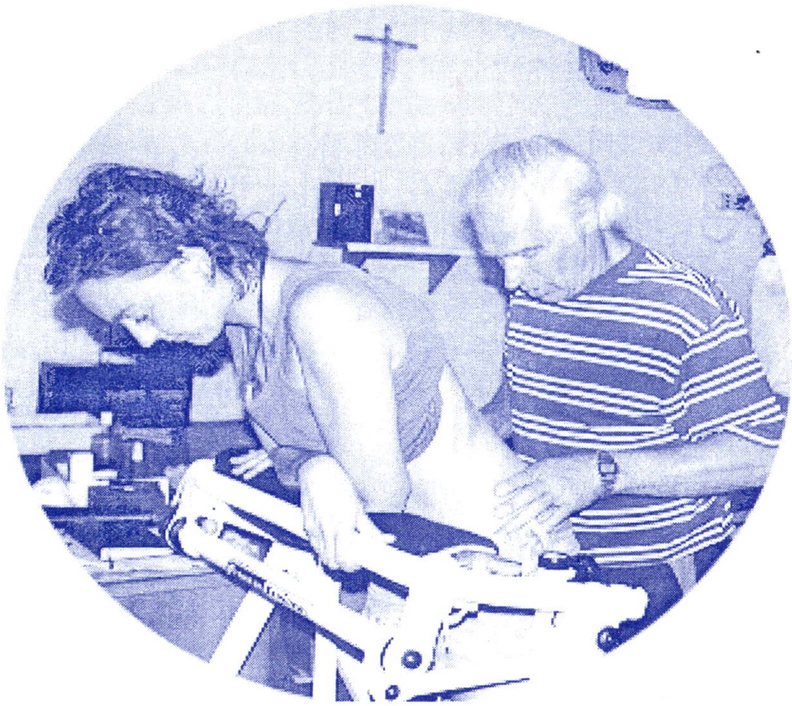

Überprüfung und Korrektur von Becken und LWS

Hilfe und Selbsthilfe „nach Dorn“

1. Beinlängendifferenz messen und korrigieren

Patient liegt auf dem Rücken. Therapeut hebt die gestreckten Beine unter leichtem Druck gerade hoch. Schuhe bleiben an. Wir sehen, ob eine Sohle die andere überragt. Wenn wir die Absätze halten und die Spitzen etwas auseinanderdrehen, kann es der Patient auch gut sehen.
Nehmen wir einmal an, die rechte Fußsohle ragt zwei Zentimeter über die linke hinaus. Nun überprüfen wir zuerst das Sprunggelenk, indem wir es mit Druck auf das Gelenk geradestellen, und messen erneut. Danach wird das Kniegelenk mit Druck auf die Kniescheibe und die obere Wade geradegestellt und erneut gemessen. In den meisten Fällen ist das Problem aber nun noch nicht behoben, weil eine Hüftgelenks-Subluxation vorliegt, .d.h. der Oberschenkelhals ist aus dem Hüftgelenk herausgerutscht.
Um den Oberschenkel wieder ins Hüftgelenk hineinzukomplementieren, greift der Patient mit der Hand seitlich an die Pobacke, winkelt das Bein an und zieht her, während er das Bein - bitte nicht schräg in die Luft, sonst kann es noch mehr herausrutschen! - geradestreckt und neben dem anderen ablegt. In seltenen Fällen, wenn es nicht gleich klappt, hilft der Therapeut, indem er

das Bein dabei leicht (!) nach außen dreht.
Nun kann etwas Lustiges geschehen sein: Das zu lange Bein ist auf einmal kürzer als das andere! Das kommt nicht einmal so selten vor. Ich habe schon öfter Beinlängendifferenzen von z.B. 5cm : 3 cm gemessen. Das kann nicht nur Probleme mit beiden Hüften bedeuten sondern auch Beckenschiefstand und damit Folgeprobleme an verschiedenen Stellen der Wirbelsäule. Der Schmerz kann bei der subluxierten Hüfte auftreten aber genauso gut erst auf der anderen Seite beim kürzeren Bein, auf das so eine größere Last drückt. Der Schmerz muß also nicht auf der subluxierten Seite sein.
Wenn der Oberschenkelhals drei, fünf und manchmal noch mehr Zentimeter aus dem Hüftgelenk herausgerutscht ist, so sind die Bänder in diesem Ausmaß gedehnt und wir müssen ihnen Gelegenheit geben, sich wieder zu erholen. Aus diesem Grund muß die Übung öfters wiederholt werden und zwar immer nach langem Sitzen, nach Autofahrten und wenn man in die Hocke geht, etwa zum Schuhbänderbinden. Yogasitz ist selbstverständlich auch zu meiden. Man braucht bloß danach die Beinlänge vergleichen, dann sieht man seine Wirkung sogleich.
Die Übung geht auch ganz gut im Stehen: Einfach Hand unter die Pobacke, langes Bein anwinkeln und unter Dagegenziehen neben das andere abstellen. Ganz besonders günstig aber

ist das Richtigstellen des Hüftgelenkes abends im Bett vor dem Einschlafen, denn dann gibt es eine lange Regenerationsphase.
Halten wir uns nur vor Augen, was geschieht, wenn der subluxierte Oberschenkelkopf bei jeder Bewegung an der falschen Stelle drückt und reibt ! Von der Gelenksentzündung bis in die Arthrose hinein. Und nun stellen wir uns umgekehrt einmal vor, wie sich sofort alles gut regenerieren kann, wenn der Oberschenkelhals voll im Hüftgelenk steckt und durch dieselbe Bewegung am rechten Platz einen guten Stoffwechsel bewirkt. Guter Stoffwechsel bedeutet Regeneration und leistungsfähige Gelenke.
Wenn wir die gestreckten Beine heben und gleich beide Sohlen parallel stehen, schließt das eine Subluxation - bei beiden Hüftgelenken - nicht aus. Wenn wir die Gelenke an einem Bein „durchgemacht“ haben und dann beide Beine gleichlang sind, ist es o.k. Sprung- und Kniegelenke sind übrigens nicht allzu oft betroffen, meist ist es das Hüftgelenk, das Sorgen macht. Diesen Sorgen kann man - wie dargestellt - abhelfen und das Ergebnis sofort messen.

2. Knie- und Sprunggelenk korrigieren

Das Knie ist abgebogen, die Kniescheibe wird hergezogen und die obere Wade nach vorne gedrückt, dabei wird das Gelenk geradegestellt; so

macht man es selber. Wenn es der Therapeut macht, greift er an die obere Wade, drückt mit der Wange leicht auf´s Knie und stellt das Knie mit Druck auf das Gelenk gerade. Danach wird die Beinlänge verglichen.
Zur Korrektur des Sprunggelenkes voll auftreten, dann wird das Bein vorgeschoben und mit Druck auf den Fuß wieder zurückgestellt. Dieselbe Bewegung vollführt der Therapeut, wenn er den Fuß in die Hände nimmt. Die Überprüfung ist dabei gleichzeitig die Therapie, die Übungen werden vom Patienten ggf. wiederholt, bis das Gelenk hält. Auch danach erfolgt Vergleich der Beinlänge.
Sinnvollerweise wird jegliche Dehnung vermieden, solange das Gelenk instabil ist. Also: kein Yogasitz, kein Stretching, kein Anwinkeln der Knie, nicht in die Hocke gehen, ... entsprechende Übungen bei Aerobic, Gymnastik, auch in der Krankengymnastik, meiden ! Darüber braucht man nicht zu theoretisieren. Wer sündigt, kann das Ergebnis sofort messen - und ggf. auch selber korrigieren.

3. Hand-, Finger-, Zehen-, Ellen-, Achselgelenk

Gelenk abbiegen und mit Druck zum Gelenk geradestellen, das gilt für alle Gelenke. Subluxationen dieser Gelenke kommen jedoch im Vergleich zum Hüftgelenk sehr selten vor.

4. Kiefergelenke

Zum Einrichten des Kiefers den Mund öffnen. Die Handinnenseiten (des Therapeuten) drücken auf die hintere Ecke des Unterkiefers, dabei wird der Mund langsam geschlossen.

5. Schulter und Becken

Mit der flachen Hand drückt der Therapeut auf die zurückhängende Schulter und zieht die vorstehende Brustseite nach hinten. Mit den Armen pendelt der Patient dazu. Wenn man diese Übung allein macht, drückt man das zurückhängende Schulterblatt an die Wand und pendelt dabei mit den Armen.

Ähnlich verfährt der Therapeut beim Becken. Er drückt nach vorne, was zu weit nach hinten ragt, und zieht die andere Seite am Beckenkamm zurück. Ist das Becken links weiter hinten, so pendelt der Patient dabei mit dem rechten Bein. Das ganze Bein soll dabei gestreckt schwingen und nicht bloß der Unterschenkel.

Eine ganz ausgezeichnete Übung, bei der sich Kreuzbein-Steißbein und das Becken in ihre ursprüngliche Lage zurückbewegen, ist die sog. **Beckenschaukel**. Man legt sich dazu mit dem Rücken bis zum Ansatz der Oberschenkel auf eine feste, erhöhte Liegefläche, also z.B. auf einen Tisch oder eine Bank; Sofa ist am Rand zu

weich und geht nicht. Dann werden die gestreckten Beine abwechselnd auf und ab geschwenkt. Das stärkt die Muskulatur, belebt die dahinter liegenden Organe und korrigiert den Beckenbereich.
Sind unsere Muskeln durch einseitige Beanspruchung im Büro, im TV-Sessel usw. einseitig verzogen und verspannt, so verdreht das infolge auch die Wirbelsäule, das Becken und den Brustkorb. Beim Hängen mit den Händen am Türrahmen und Auspendeln könnten sich bei erschlafftter Muskulatur die Achselgelenke lösen. Dieter Dorn empfiehlt darum hier eher die **Barrenübung** (geht auch zwischen zwei Stuhllehnen). Beim Hängen und Beineschwenken können sich Skelett und Wirbelsäule korrigieren.
Sehr empfehlenswert ist ein einfacher fester **Sitzkeil** im hinteren Drittel des Stuhles, der für eine Aufrichtung des Beckens sorgt

6. Brust- und Lendenwirbelsäule

Zuerst ist es nötig die Muskulatur zu lockern, dazu wird sie mit einer weichmachenden Erdnußölmischung (mit Hirtentäschel-, Brennessel und Lavendeltinktur) lockermassiert. Dann prüft der Therapeut, mit den Daumen rechts und links die Wirbelsäule hinauffahrend, ob und wo Wirbelfehlstellungen vorliegen.
Die Wirbelkorrektur erfolgt durch Daumendruck

des Therapeuten und beim Patienten durch Schwenken des gegenüberliegenden Beines. Das geht so vom 5. Lendenwirbel bis zum 10. Brustwirbel, dann setzt sich der Patient auf einen Hocker und pendelt mit beiden Armen, während der Therapeut mit dem Daumen auf die betreffende Stelle drückt. Seit Sommer 1998 arbeitet Dieter Dorn mit einem „Lauftrainer“ - das sind zwei Pedale, auf denen der Patient geht - während der Therapeut im unteren Wirbelbereich die Wirbel richtet. Oben geht es dann wiederum auf dem Hocker sitzend weiter.
Ist man allein, so kann man an die Türkante gehen und - wenn der empfindliche Punkt gefunden ist - das gegenüberliegende Bein schwenken bzw. beide Arme. Bei frischen Fällen, insbesondere bei Unfall, empfiehlt sich vorheriges Röntgen, da ein Bruch vorliegen könnte. Ansonsten aber wird auch bei akutem Bandscheibenvorfall - natürlich ganz besonders gefühlvoll - behandelt.

7. Die Halswirbelsäule

Der Therapeut spürt vorsichtig von unten nach oben mit beiden Daumen die Halswirbelsäule ab. Zur Korrektur erfühlter Fehlstellungen macht der Patient Links-rechts-Bewegungen mit dem Kopf, während der Therapeut vorsichtig auf den vorstehenden Wirbelfortsatz drückt. Statt des Therapeuten kann der Patient selbst mit den Fingern die Stelle erfühlen, seine Links-rechts-Bewegung mit dem Kopf machen und drücken, bis der Wirbel in der richtigen Position steht und damit auch der Schmerz zurückgeht. Die Behandlung kann von Fall zu Fall schmerzfrei verlaufen oder - und das gilt für alle Wirbel - auch besonders zu Beginn schmerzen. Sehr behutsam wird in diesem Zusammenhang die Lockerung der Muskeln durchgeführt.

Der Heilpraktiker Harald Fleig, der schon 15 Jahre die Dorn-Methode erfolgreich praktiziert, läßt in solchen Fällen die „Breuß-Massage" vorausgehen, deren Ablauf ich noch schildern werde. Bei Dieter Dorn selbst habe ich hier die gute Wirkung des von Siegfried Panek entwikkelten „**Rückenmobilisator**s" beobachtet, das ist ein Vibrationsgerät, das die Muskelverspannungen löst. Nicht nur die Kinder lieben das „Ankuscheln" an das „Rückenmobil".

Erwähnt werden muß noch Dr. Thomas Hansen, ein Facharzt für Orthopädie und Chirurgie aus Norddeutschland, der sich im Allgäu niedergelassen hat und Dorns ärztlicher Mentor und Förderer wurde, „beeindruckt und in der Folgezeit mehr und mehr überzeugt von dieser Methode sowie von der liebevollen und integren Persönlichkeit ihres Namensgebers".

Es ist eine Grundregel der Dorn-Methode, daß bei der Behandlung nicht über die Schmerzgrenze hinausgegangen wird. Patienten, die ihre Krankheit in den Vordergrund stellen, die sich schon beim Beineprüfen versteifen und jemand anderen für sich den Termin vereinbaren lassen, Patienten, denen übel wird und die sehr wehleidig tun und über andere Therapeuten schimpfen, sind nach Dorns Erfahrung mit Vorsicht zu genießen, denn sie hängen an ihrer Krankheit. Auf die Frage, wann der Therapeut zur Behandlung wirklich bereit ist, sagt Dorn: „Wenn er innerlich ein gutes Gefühl verspürt, also keine Angst hat."

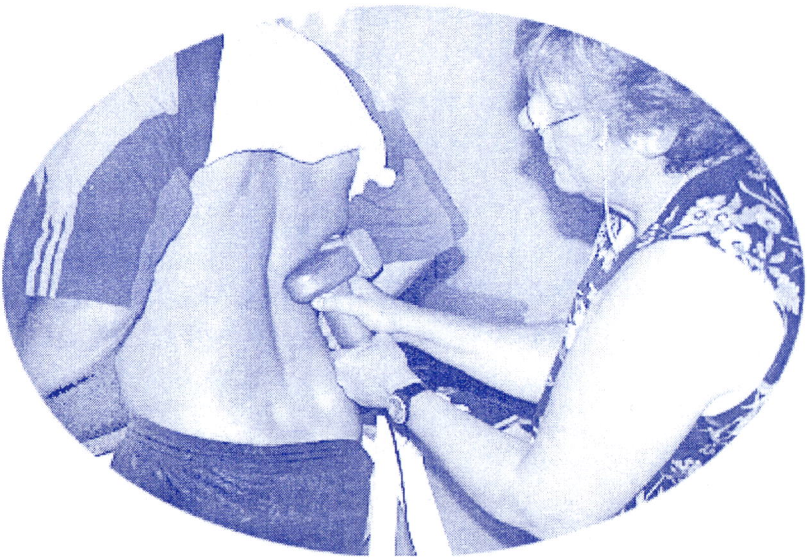

Nützliches Hilfsmittel zur Lockerung der Muskulatur in der Hand des erfahrenen Therapeuten: der „Rückenmobilisator" von S. Panek

Die Breuß-Massage

In seinem kleinen Büchlein mit den nützlichsten „Ratschlägen zur Vorbeugung und Behandlung vieler Krankheiten“ berichtet Breuß von einer 30-jährigen Nonne, „bei der man an der ganzen Wirbelsäule mit Röntgenaufnahmen überhaupt keine Bandscheiben mehr finden konnte“, sie sollte den Rest ihres Lebens im Gipsbett verbringen. Nach dreimaliger Behandlung war die Frau gesund, konnte in der Küche arbeiten und ging später in die Mission nach Kolumbien..
Rudolf Breuß sagt: „Ich glaube nicht, daß es verbrauchte Bandscheiben gibt.“ und veranschaulicht das mit einem Experiment: Läßt man auf einem Schwamm ein Gewicht eine Woche lang liegen, so bleibt der Schwamm eine Scheibe, wenn man das Gewicht wegnimmt. Schüttet man aber Wasser darauf, so geht der Schwamm wieder auf.
Mit der Bandscheibe verhält es sich ganz ähnlich. Wenn man die Wirbelsäule streckt und ganz sanft Johanniskrautöl einmassiert, können sich die Bandscheiben wieder vollsaugen und aufquellen wie der Schwamm vom Wasser. Darauf ist es viel leichter, die Wirbel wieder in die richtige Lage zu bringen.
Die Hinweise im Büchlein sind leider sehr knapp gehalten. Ich selbst habe die Massage in der Heilpraxis Fleig zuerst erlebt; Frau Fleig ist noch

selbst von Rudolf Breuß behandelt worden. Die Methode ist in den Dorn-Büchern von Fleig und Flemming beschrieben und auf dem von Koch u. Fleig herausgegebenen Lehrvideo demonstriert. Fleig wendet die Breuß-Massage bevorzugt bei Schmerzpatienten an. Ich weiß auch, daß eine Videoaufzeichnung einer Demonstration von Rudolf Breuß in Österreich existiert, und hoffe, sie wird ihren Weg zu mir finden. Hier nun **die einzelnen Schritte der Breuß-Massage**:

Der Patient liegt ganz locker und krampffrei auf dem Bauch, den Kopf gerade (Liege mit Schlitz oder Kopf über die Liege hinausragend), die Arme mit Handfläche nach oben locker neben dem Körper, die Füße leicht erhöht gelagert. Metallketten soll der Patient während der Behandlung ablegen. *Die gesamte Behandlung darf nicht schmerzen!*

1. Strecken: „Ich strecke zuerst mit Gefühl und schmerzlos beim Kreuzbein die Wirbelsäule (2-5mal, je nach Stärke der Person), bis ich merke, wie sich die Wirbelsäule entspannt und sich streckt und jetzt gebe ich Johannisöl (Johanniskraut wird mit Olivenöl angesetzt) darauf, das die Wirkung auf die Bandscheiben hat wie das Wasser auf den Schwamm“, sagt Rudolf Breuß.
Es wird also mehrmals sensibel von der LWS über Kreuz- und Steißbein und Gesäß ausgestri-

chen. Die ganze Wirbelsäule wird gut eingeölt. Auf krampffreies Liegen (Gesäß-, Schulter-, Nackenmuskeln) wird immer geachtet. Zum Strecken der Wirbelsäule gleiten die massierenden Hände von der LWS auseinander, eine Hand wieder bis übers Gesäß hinunter und die andere zum Nacken hinauf..

2. Einrichten: Zum Einrichten der Wirbel schiebt eine Hand quer vorweg, während dahinter Zeige- u.Mittelfinger der Massagehand links und rechts der Wirbelsäule hinunterschieben. Begonnen wird im Lendenwirbelbereich, die Finger zeigen und fahren abwärts. Nun wird 10 cm höher angesetzt und wieder 10 cm höher usf.; hat man sich bis zum Genick hochgearbeitet, so sollte man abschließend mindestens 10-mal über die ganze Wirbelsäule hinunterfahren.

Nun machen wir dieselben Schritte noch einmal, nur schieben wir jetzt nicht sondern ziehen mit Zeige- und Mittelfinger beider Hände links und rechts der Wirbelsäule nach unten. Wir beginnen wieder beim Gesäß und arbeiten uns in 10 cm - Schritten hinauf. Danach w.o. ausstreichen.

3. Energiearbeit: Auf den eingölten Rücken wird nun ein ca. 20 x 60 cm großes Seidenpapier gelegt. Wenigstens 3 bis 6-mal wird mit beiden Händen in großen und nicht unterbrochenen Strichen die Wirbelsäule hinunter bis über das Gesäß gefahren. Die Hände werden jedesmal gut ausgeschüttelt. Das Seidenpapier bleibt lie-

gen und der Patient wird mit einem Badetuch (oder Decke) abgedeckt.
Zum **Magnetisieren** werden die Hände mit gespreizten Fingern, ohne daß sie sich berühren, zuerst auf den unteren, dann auf den oberen Teil der Wirbelsäule gelegt, je eine Minute oder nach Gutdünken auch länger.
Der Therapeut konzentriert sich auf den Fluß der göttlichen Heilenergie, nimmt sich in seiner Rolle als Vermittler wahr. H. Fleig hat das Gebet überliefert, das Rudolf Breuß dabei dachte: „Allmächtiger Gott, Schöpfer des Himmels und der Erde, ich bitte Dich im Namen unseres Herrn und Heilandes Jesus Christus, Deines vielgeliebten Sohnes, für diesen, Deinen Sohn / diese Deine Tochter .... um Gesundheit für Leib und Seele, ganz besonders für seine / ihre Seele." Wenn man spüren darf, was da geschieht, kann man sicher verstehen, daß Fleig inzwischen betet: „....... ich *danke* .... für die Gesundheit......"
Für den Patienten entsteht bei dieser Behandlung eine angenehme Wärme. Am Schluß werden Handtuch und Papier entfernt und nochmals die Wirbelsäule wie zu Anfang gestreckt. Der Patient kann auch zugedeckt noch eine Weile ruhen. Der Masseur sollte danach unter kaltem fließendem Wasser seine Hände gut waschen, damit nichts von der belastenden Energie an ihm hängen bleibt. Ggf. kann nun das Wirbelrichten nach Dorn leichter durchgeführt werden.

Ein Wort zum Schluß

Nachdem ich durch meinen Beruf schon dauernd Menschen mit Rückenproblemen zu helfen hatte, absolvierte ich im Mai 1998 endlich bei Harald Fleig einen „Dorn-Kurs“. Kurz darauf ergab sich die Gelegenheit, erst für eine Zeitschrift und dann noch für weitere einen Bericht über Dieter Dorn zu schreiben. Ich lernte einen Menschen nicht nur mit einem - wie er es nennt - „goldenen Händchen“ sondern auch mit geistig-seelischem Einfühlungsvermögen und belebendem Humor kennen. Wer hätte gedacht, daß es beim Heilen von - zuweilen äußerst schmerzhaften - Wirbelsäulenproblemen so befreiend fröhlich zugehen kann? Wer hätte gewußt, was alles von den Wirbeln abhängen kann? Wer hätte gedacht, daß er selbst so einfach, so gezielt, so effektiv und tiefgreifend seine Befindlichkeit korrigieren kann?
Dieter Dorn hat 25 Jahre reiche Praxis. Was er kann, hat er selbst erfühlt. Es empfiehlt sich sehr, die eigenen Fähigkeiten in einer Ausbildung entwickeln und vor allem auch **prüfen** zu lassen. Die Dorn-Methode ist zwar einerseits so einfach, daß sie jeder selbst machen kann. Andererseits aber ist sie sehr stark eine Fühlmethode. Sie verlangt also am meisten gerade die Fähigkeit, die am meisten in unserer Zeit vernachlässigt wurde.
Therapeuten- und Ausbilderadressen können beim Verlag erfragt werden.

Wirbel - Verbindungen

(nach Dr.J.V.Cerney)

HW 1 : Gesicht, Gehirn, Ohren, Blutzufuhr Kopf
HW 2 : Gesichtshöhlen, Augen, Stirn, Zunge,
HW 3 : Wangen, Zähne, Ohren
HW 4 : Mund, Lippen, Nase, Ohrtrompete
HW 5 : Rachen, Stimmbänder, Halsdrüsen
HW 6 : Halsmuskeln, Mandeln Schultern
HW 7 : Schilddrüse, Schulterschleimbeutel, Elle

BW 1 : Unterarm, Hand, Luft- u.Speiseröhre
BW 2 : Herz
BW 3 : Brust, Lunge, Bronchien
BW 4 : Gallenblase u. -gänge
BW 5 : Leber, Sonnengeflecht, Blut
BW 6 : Magen
BW 7 : Bauchspeicheldrüse, Zwölffingerdarm
BW 8 : Zwerchfell, Milz
BW 9 : Nebennieren
BW 10 : Nieren
BW 11 : Harnröhren, Nieren
BW 12 : Dünndarm, Eileiter

LW 1 : Dickdarm
LW 2 : Bauch, Blinddarm, Oberschenkel
LW 3 : Knie, Blase, Geschlechtsorgane
LW 4 : Ischiasnerv, Prostata, u.Rückenmuskeln
LW 5 : Fuß, Bein, Knöchel, Gesäß

KB Hüfte, Gesäß
SB After, Mastdarm

Einfluß auf Leiden:

HW 1 : Kopfschmerz, Nervosität, Schlaflosigkeit
HW 2 : Taubheit, Ohrenschmerz, Blindheit,
HW 3 : Akne, Ekzeme, Neuralgie, Neuritis
HW 4 : Allergien (Heufieber), Polypen, Katarrh
HW 5 : Heiserkeit, Kehlkopfentzündung, Halsweh
HW 6 : Mandelentzündung, Krupp, Armschmerz
HW 7 : Erkältung, Kropf, Schleimbeutelentzündung

BW 1 : Asthma, Husten, Hand-Unterarmschmerz
BW 2 : Herz- u. Brustbeschwerden
BW 3 : Rippenfell- u.Lungenentzündung, Grippe
BW 4 : Gallenschmerzen, Gürtelrose, Gelbsucht
BW 5 : Leber, niedr.Blutdruck, Anämie, Arthritis
BW 6 : Magen, Verstopfung, Verdauungsstörung
BW 7 : Magengeschwür, Diabetes, Gastritis
BW 8 : Schluckauf, Magenbeschwerden
BW 9 : Allergien, Hautausschläge
BW 10 : Arterienverkalkung, Nieren, Müdigkeit
BW 11 : Akne, Furunkel, Ekzeme, Autointoxikation
BW 12 : Rheuma, Blähungen, Unfruchtbarkeit

LW 1 : Kolitis, Verstopfung, Durchfall, Bruch
LW 2 : Krämpfe, Übersäuerung, Krampfadern
LW 3 : Knie- u. Blasenbeschwerden
LW 4 : Ischias, Hexenschuß, Harndrang
LW 5 : Bein+Fuß-Schwellungen, Kreislaufprobleme.

KB Rückgratverkrümmung, Kreuzbein-Darmbein
SB Hämorrhoiden, Jucken, Sitzbeschwerden

Es empfiehlt sich sehr, diese Hilfe als Anregung zur Änderung der Ursachen zu nutzen.

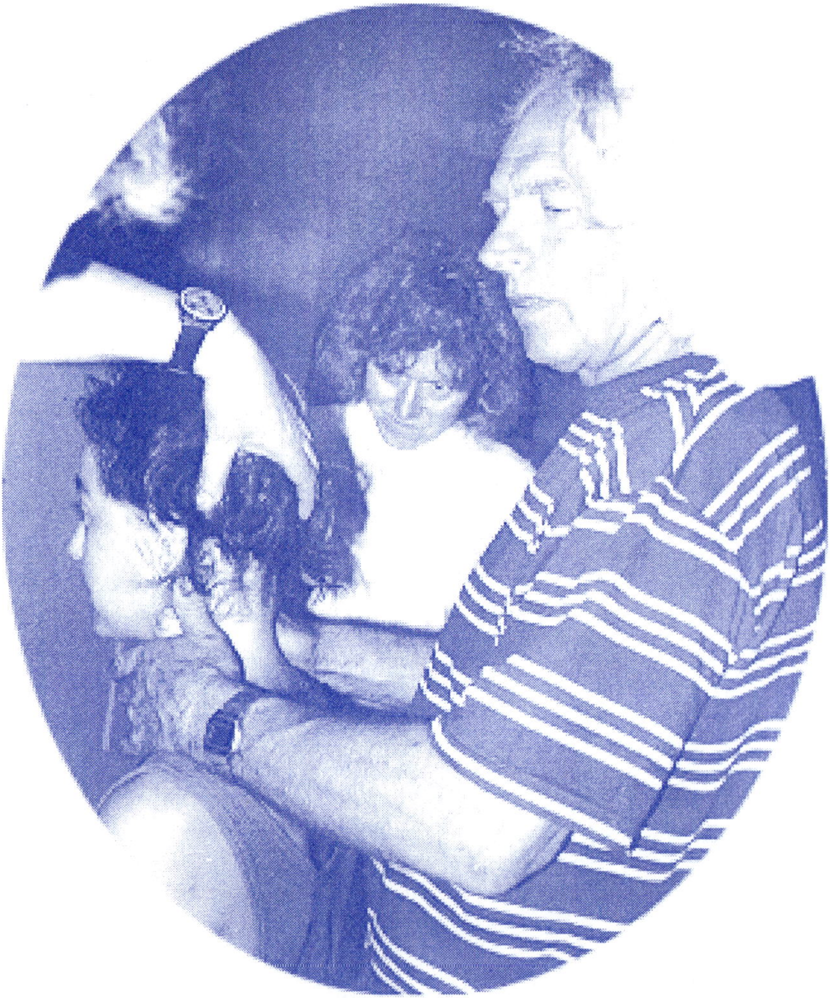

Dieter Dorn demonstriert inmitten seiner Schüler
die Behandlung der Halswirbelsäule.

Literatur

+ „Beim Dornschen Wirbelsäulen-Kongreß platzt die Stadthalle fast aus den Nähten. Dieter Dorn zieht Hilfesuchende, Fragesteller und Fachleute gleichermaßen an." Memminger Zeitung vom 15.10.1997

+ Breuß,Rudolf: Krebs, Leukämie und andere scheinbar unheilbare Krankheiten mit natürlichen Mitteln heilbar, Bludenz 1990

+ Coué,Émile: Autosuggestion, Oesch-Verlag Zürich,16.-

+ Cerney,J.V.: Akupunktur ohne Nadeln, Bauer-Verlag, Freiburg.i.Br. (vergr.)

+ Fleig, Harald:„Heilen" über die Wirbelsäule nach Dorn und Breuß, Selbstverlag, Wehr 1997, 3.Aufl, DM 18,-

Flemming, Gerda: Die Methode Dorn, Aurum Verlag, Braunschweig 1997, 2.Aufl., DM 29,80

+ Godau, Angelika: Die Methode Dorn: Eine sanfte, effektive Wirbel- und Gelenktherapie, in: Naturheilkunde 21, 1998 Nr.4 S.92 ff

+ Graulich, Dr.Michael: Wunder dauern etwas länger. Eine schulmedizinische Aufarbeitung der sanften manuellen Therapie nach Dorn, Selbstverlag, Ottobeuren 1998/2.Aufl. , DM 48,50

+ Koch Helmuth: Erster professioneller Video-Lehrfilm der DORN-Methode... mit H. Koch und H. Fleig. Mit Demonstration der Breuß-Massage",Lindau 1998,DM 139.-

+ Koch, Helmuth (Hrsg.): 1.Deutscher Wirbelsäulen-Kongreß der DORN-Methode.Kongreßbericht Lindau 1998,DM 30.-

+ Mattlehner Bernhard GmbH: Therapiebedarf 1/98 (Therapiehilfen zur Dorn-Methode), Hirschberg

+ Neffe, Franz-Josef: „Krumm gehen sie rein und grad wieder raus!" Dieter Dorns sanfte Therapie für Wirbel und Gelenke......, in: Raum + Zeit, Ehlers-Verlag 1998

- Der alte Stuhl ist tot., in: Raum+Zeit, Ehlers Verlag 1998

+ Seiler Ursula: Einen kranken Rücken soll man drücken!, In Zeitenschrift 10, 1996. S.10 ff.

Dorn´sche Selbstübungen

auch täglich zur Vorbeugung

F u ß : voll auftreten, Bein vor und mit Druck auf Fuß zurückziehen !

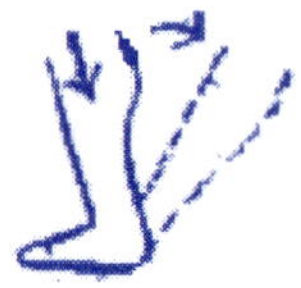

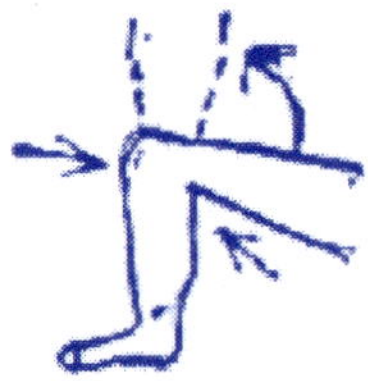

K n i e : mit Druck auf ob. Wade und Kniescheibe geradestellen

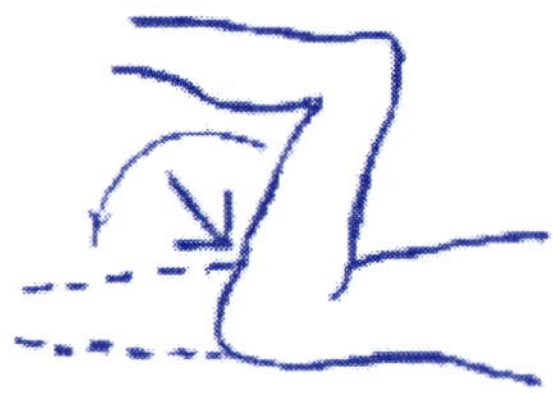

H ü f t e : Bein anwinkeln, beim Ablegen mit Hand an Pobacke dagegenhalten! Nicht in die Luft strecken!

Becken einrichten

(Becken links nach hinten verrutscht)

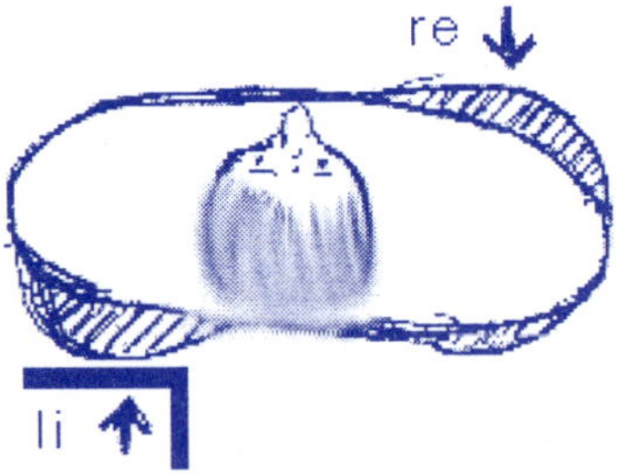

Überprüfung:

+ Daumen auf beide Beckenkämme halten, dann an Wirbelsäule nach unten schauen!

Behandlung:

+ rechts Becken zurückziehen. links vordrücken; Patient pendelt mit dem rechten Bein

Selbst-Übung: vorstehende Beckenseite bzw. Schulterblatt gegen das Wandende drücken und mit Armen bzw. gegenüberliegendem Bein dabei pendeln

Finger / Zehe

einbiegen und mit Druck zum Gelenk geradestellen

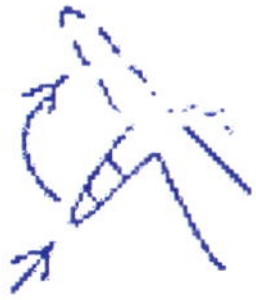

Hand

nach innen biegen und mit Druck zum Gelenk geradestellen

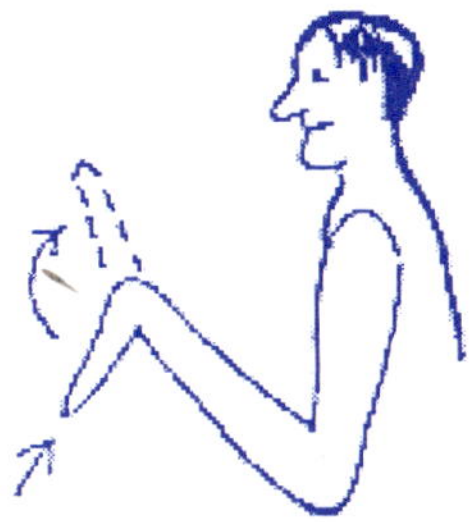

Elle

Unterarm abbiegen und mit Druck auf das Gelenk geradestellen

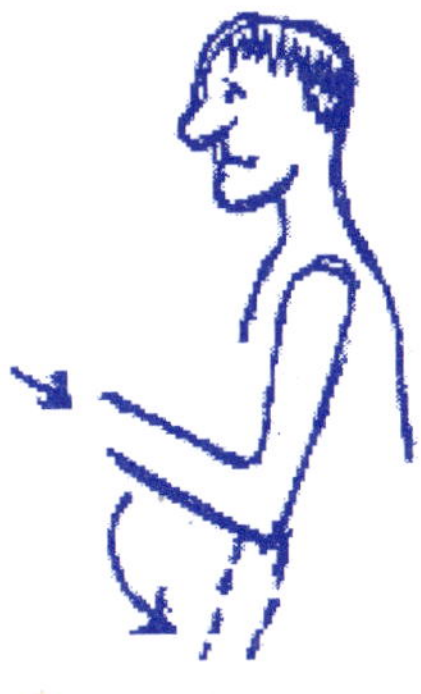

Achsel

Arm nach vorne strecken und mit Druck auf das Gelenk herunterbewegen

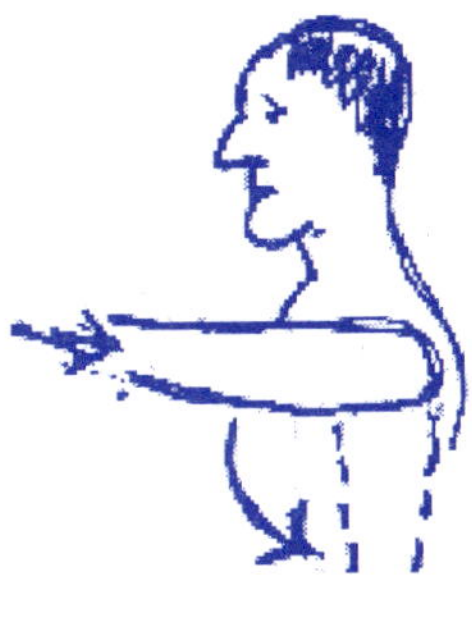

Halswirbelsäule

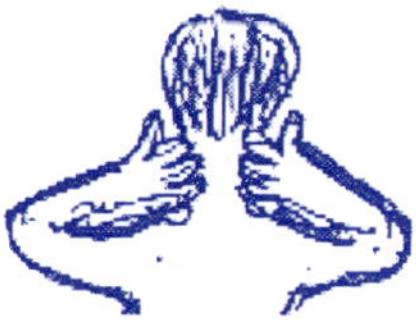

+ beidseitig mit den Fingern abtasten, dabei Links-rechts-Bewegungen mit dem Kopf, vorsichtig auf vorstehenden Dornfortsatz dabei drücken !

Kiefer

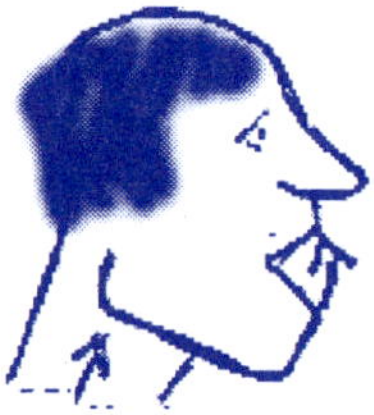

Mund öffnen, mit Druck der Handinnenseite auf Unterkieferecke Mund langsam schließen

Auspendeln (einseitige Tätigenkeiten,....)

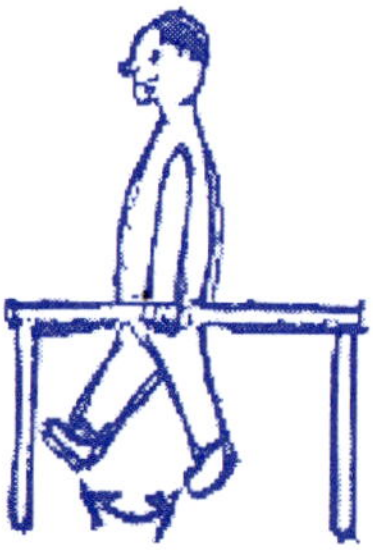

+ auf 2 Barren stützen oder Stuhllehnen, mit den Beinen gegenläufig pendeln; Skelett + Wirbelsäule korrigiert sich.

Beckenschaukel (langes Bücken, Sitzen,....)

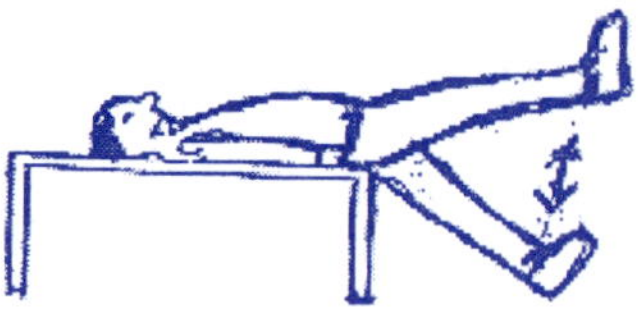

+ auf Tisch oder Bank legen, Beine gestreckt auf und ab schwenken; bringt Kreuz-Steißbein in ursprüngliche Lage zurück.

Becken

abstehende Beckenseite gegen Wandende halten, gegenüberliegendes Bein schwenken

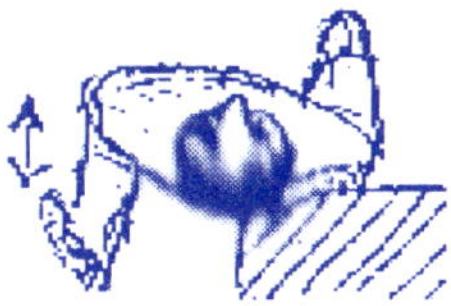

Brustkorb

abstehendes Schulterblatt gegen Wandende halten, beide Arme schwenken

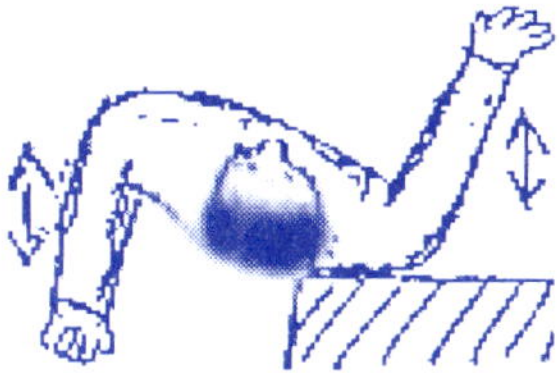

Wirbelkörper

Störung fühlen, mit Daumendruck egalisieren, gegenüberliegendes Bein/Arm schwenken

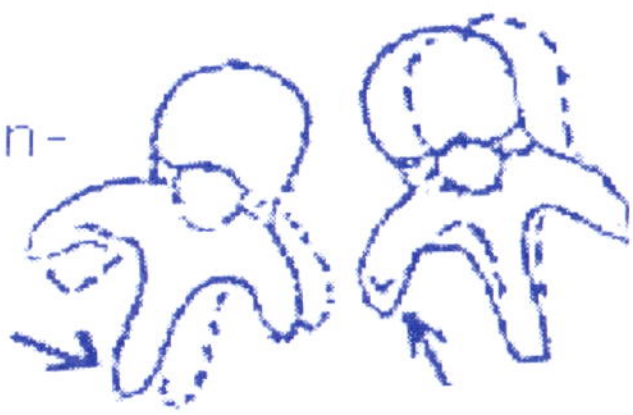

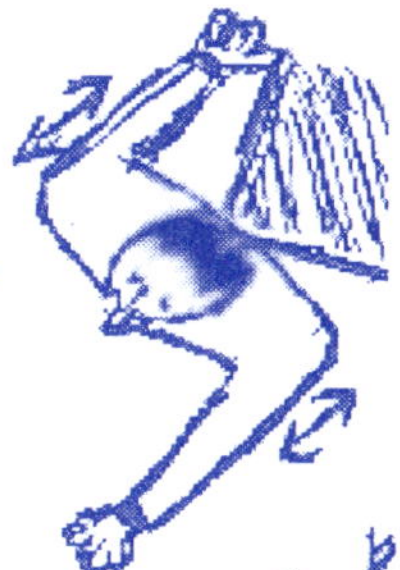

Brust- und Lendenwirbelsäule

An leicht abgerundeter Türkante in Kleidung Wirbelsäule auf beiden Seiten abfühlen, an empfindlicher Stelle sensibler Druckversuch bei gleichzeitigem gegenläufigem Armpendeln. Druck sollte als wohltuend empfunden werden, sonst ist Behandlung abzubrechen.

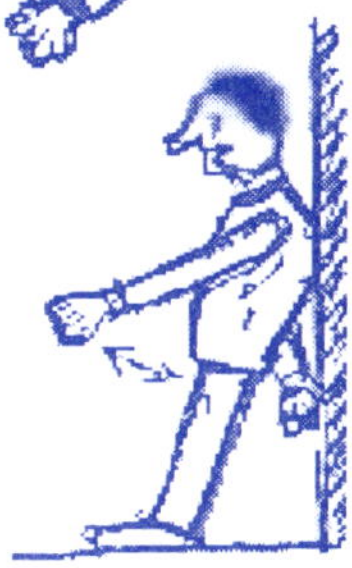

Inhalt

Deutsches Coué-Institut

Autosuggestion ist der Schlüssel zum eigenen Einfluß des Menschen auf sein Schicksal. Das gilt auch für die Wirbelsäule. Émile Coué (1857-1926) zeigte, daß *nicht der Wille sondern der Glaube*, die innere Vorstellung, die entscheidende Kraft ist. Sollen wir über einen Balken laufen, der am Boden liegt, geht es leicht. Liegt der Balken aber in luftiger Höhe zwischen zwei Kirchtürmen, so hilft alles Wollen nichts. Was die Dachdecker sich so sicher in luftiger Höhe bewegen läßt, ist *die Vorstellung, daß sie das können.*

Wo der Mensch von Krankheit und anderen Mißgeschicken nicht loskommt, *bestimmt* die *unbewußte* **Vorstellung** des Versagens sein Ge*schick*. Er *schickt* sich mit seiner Stimme dieses Schicksal solange er diese, seine *innere Stimme* nicht bewußt etwas anderes be-*stimmen* läßt. Diese bewußte Selbst-be-stimmung nannte Coué *bewußte Autosuggestion.* Sie schafft die entscheidende Weichenstellung dafür, daß sich seelische und auch körperliche Probleme *ent*-wikkeln und auflösen können. Geistige Aufrichtigkeit ist für die Aufrichtung der **Wirbelsäule** von zentraler Bedeutung. Es gibt nichts, wozu der Mensch nicht eine (meist unbewußte) Vorstellung hat. Vorstellungen sind nicht starr sondern *lebendig.* Sie führen den Menschen unausweichlich ins Problem hinein oder aus dem Problem heraus. Am Erleben kann man erkennen, ob man ins Leben hinein oder aus ihm hinaus denkt. Wer krank ist, kann seine *Gedanken auf die Gesundheit ausrichten* und damit alles Mögliche erreichen. Mehr darüber beim DCI.

Deutsches Coué-Institut Franz-Josef Neffe
D-89284 Pfaffenhofen - Beuren, T+F 07302-5580

Franz-Josef Neffe - Meine Bücher

Neffe, Franz-Josef: Lichtblick Ich-kann-Schule, 215 S., geb., 32.- „Alle unsere fleißigen und verzweifelten Versuche, eine gute Schule zu machen, sind nur ein blasses Abbild dieser potenten, in unserem Unbewußten schlummernden Wirklichkeit. Die gute Schule ist längst da, wir müssen nur Gebrauch von ihr machen."

Neffe, Franz-Josef (Hrsg.): ERMUTIGUNGSBUCH, 158 S., 30.-, mit persönlichen Beiträgen von Luis Trenker, Dieter Hildebrand, Bundespräsident Karl Carstens, Rita Süßmuth, Fritz Eckhardt u.v.a.

Neffe, Franz-Josef: Coué - Wer was über ihn schrieb. Kommentierte Bibliographie der Autosuggestion (ca.600 Titel), kleiner Beitrag zur Kriminalgeschichte von Psychologie und -therapie, 12.-

Neffe, Franz-Josef: Die Autosuggestion und ihre Wirkung in der Schule, päd.Diplomarbeit, Einführung für alle päd., psych., med. Berufe, 1.wissenschaftl.Arbeit zum Thema seit 1926, 125 S., 28.-

Neffe, Franz-Josef: Lebens-Lieder, Textbuch Bd.1, 80 S., 10.- Als Ermunterung all denen mit auf den Weg gegeben, die statt des angelernten wieder ihren eigenen Verstand zu gebrauchen beginnen

Neffe, Franz-Josef: Ich-kann-Schule-Kalender 1999 **„Gib nicht immer Dein Bestes, behalt es auch mal!"**, Monatskalender, 10.-

Neffe, Franz-Josef: Sanfte Hilfe für den Rücken durch ein neues Daumendrücken. DORN-Therapie zum Kennenlernen für alle. Verse - Einführung - Anleitung - Bilder. 84S., 16.-

„Ich spüre immer wieder, wie sehr Sie persönlich für eine wirklich pädagogische Haltung eintreten. ... Es ist außerordentlich erfreulich, wie sich Ihre ganze Arbeit in logischer Folge entwickelt hat. .. Es ist herzhaft, wie eigenständig und einfallsreich Sie die pädagogischen Fragen angehen."
Prof. Ferdinand Kopp, Universität München, Schriftleiter Pädagogische Welt

„In Deiner Feder ist kein Gift, keine Resignation, sondern *Humor!* Ich schwöre Dir, daß es keine Phrase ist, wenn ich Dir sage: Mach weiter so, ich wünsch Dir Glück!"
Wastl Fanderl, Musikpfleger, Frasdorf

„Ihr Beitrag hat bei uns große Freude ausgelöst und wir werden ihn gerne veröffentlichen. ... Ich habe selten einen Beitrag mit soviel Freude gelesen!" Hans Gröschel, ltd. Abtdir., Herausgeber mehrerer pädagog. Zeitschriften

„Leute wie Sie, Pädagogen, könnten nämlich womöglich unser gesamtes nivellierendes, stultifizierendes, auf mehr desselben abzielendes Unterrichtssystem ins Wanken bringen ...." Paul Watzlawick, Palo Alto

„... möchte ich danken .. für die hervorragende konkrete Vorarbeit, die Sie in dieser Richtung leisten." Dr.h.c. Wilhelm Ebert, VBE-Bundesvorsitzender

„Ihr Beitrag hat bei uns große Freude ausgelöst und wir werden ihn gerne veröffentlichen. ... Ich habe selten einen Beitrag mit soviel Freude gelesen!" Hans Gröschel, ltd. Abtdir., Herausgeber mehrerer pädagog. Zeitschriften

*

Wetterstrand, Dr.Otto: Einfluß statt Einstich. Dr. med Otto G. Wetterstrands supererfolgreiche Süchtigenheilung mit Hypnose, Ehrlichkeit und Liebe, 1888; 1998 neu herausgegeben im Deutschen Coué-Institut von Dipl.-Päd.Univ. Franz - Josef Neffe, 8.-

Kucharsch,Johann: „Ich bin der liebe Niemand!" Ein sudetendeutscher Gebirgsbauer läßt uns in Versen miterleben, wie er nach 1945 als Kuhhirte und Nachtwächter (in der Heimat) überlebt hat; ein lebendiges Zeitdokument, 20.-

Nefe, Hugo: Nachwuchssorgen. Wirklich seriöse Lausbubengeschichten eines 12-jährigen, (in Handschrift) aufgeschrieben und illustriert von ihm selbst. 24.-

L´ART HUGO,3 erfrischende Kunstkartenblocks á 10 Karten á 10.-

*

Franz - Josef Neffe Verlag für Könnenschaft
89284 Pfaffenhofen-Beuren, Webergasse 10
T + F : 07302 - 5580